SUR LES

RAPPORTS DES AMYGDALES

AVEC LES VAISSEAUX CAROTIDIENS

PAR

H. RIEFFEL

G. STEINHEIL, Éditeur.

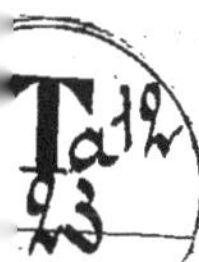

RAPPORTS DES AMYGDALES

AVEC LES VAISSEAUX CAROTIDIENS

PAR

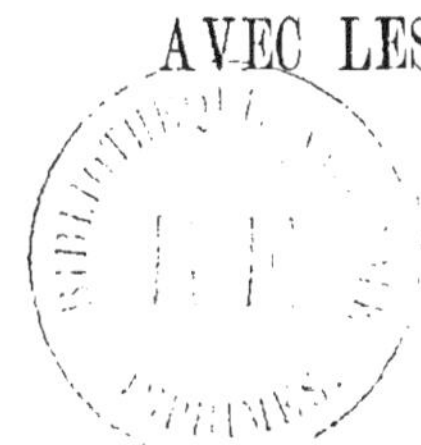

H. RIEFFEL

Prosecteur à la Faculté de Paris.

PARIS

G. STEINHEIL, ÉDITEUR

2, RUE CASIMIR-DELAVIGNE, 2

1892

RAPPORTS DES AMYGDALES

AVEC LES VAISSEAUX CAROTIDIENS

Lorsqu'on parcourt les auteurs les plus compétents qui, tant en France qu'à l'étranger, ont écrit sur les rapports qu'affectent les amygdales palatines avec les vaisseaux carotidiens, on est frappé de la divergence d'opinions qui les sépare. Les uns admettent que ces organes contractent des connexions assez directes avec la carotide interne, les autres nient toute relation étroite entre la tonsille et ce vaisseau.

Depuis la célèbre observation de Béclard, depuis la fameuse lettre de Hatin à Malgaigne, on a beaucoup discuté sur ce sujet. Après avoir voulu longtemps incriminer la carotide interne comme source des hémorrhagies et dans la tonsillotomie et dans les ulcérations vasculaires qui compliquent les phlegmons amygdaliens, on en est arrivé à prétendre que cette artère ne saurait être atteinte dans l'ablation des amygdales hypertrophiées et que son ulcéra-

tion n'est possible que dans les phlegmons latéro-pharyn-
giens. Il serait intéressant d'analyser les faits pathologiques
pour voir si cette assertion est l'expression exacte de la
vérité.

Mais, voulant rester sur le terrain anatomique pur, nous
nous attacherons seulement à résoudre la question suivante :
*quel est le vaisseau ou quels sont les vaisseaux en rap-
port avec l'amygdale palatine ?*

Avant de résumer ici le résultat de nos dissections per-
sonnelles, nous devons présenter un court aperçu des opinions émises par les principaux anatomistes. On nous dis-
pensera de les citer toutes ; nous n'en finirions pas avec
cette énumération stérile. Nous rappellerons seulement ce
qu'on lit dans les ouvrages les plus connus et les plus juste-
ment appréciés.

« Il convient, écrit Velpeau (1), de préciser les rapports
de la tonsille dans sa partie externe surtout. C'est dans ce
lieu, en effet, qu'elle avoisine la *carotide interne*, dont elle
n'est séparée que par le constricteur du pharynx, du tissu
cellulaire, des filets nerveux et un plexus veineux assez
compliqué. »

Suivant Cruveilhier (2), « la *carotide interne* est *quelquefois* contiguë à la région de l'amygdale par le sommet d'une de
ses courbures, et c'est peut-être par suite d'une disposition
semblable qu'elle a pu être lésée par un instrument porté
sur l'amygdale et *dirigé transversalement en dehors*, soit
pour ouvrir un abcès de cette glande, soit pour en pratiquer
l'excision ». « En dehors du constricteur supérieur, on trouve,

(1) *Anatomie chir.*, II, p. 354.
(2) *Angéiologie*, 4ᵉ édit., p. 87.

d'après Malgaigne (1), l'artère carotide interne, répondant à peu près à la partie moyenne de l'amygdale. »

« J'ai dit, écrit Richet (2), que l'amygdale reposait sur le constricteur supérieur, et en ce point répondait au ptérygoïdien interne ; mais ce rapport n'est que médiat, car un tissu cellulaire graisseux et abondant, qui communique avec celui de la fosse zygomatique et du cou, s'interpose entre ces deux muscles. C'est dans ce tissu cellulaire, mais à *un centimètre et demi environ en arrière de la tonsille et beaucoup plus en dehors,* que se trouve la carotide interne. »

Cette artère, d'après M. le professeur Sappey (3), « répond *en dedans* aux parties latérales du pharynx et plus haut à l'amygdale qu'elle ne touche immédiatement que lorsqu'elle décrit une courbure très prononcée ».

Selon notre éminent maître, M. le professeur Tillaux (4), « l'amygdale n'est séparée de *la carotide interne que par l'épaisseur de la paroi pharyngienne,* c'est-à-dire par un plan musculeux et un plan fibreux, tous deux fort minces ».

MM. Beaunis et Bouchard (5) s'occupent plus longuement de ces rapports : « La face externe de l'amygdale répond à l'aponévrose pharyngienne, au constricteur supérieur et à l'amygdalo-glosse ; elle est *assez éloignée de la carotide interne* ». Dans un autre passage (p. 405) de leur ouvrage, ils écrivent : « D'après certains auteurs, la courbure de la

(1) *Anat. chirurgicale,* t. II, p. 24.
(2) *Anat. médico-chir.* Dern. édit., p. 535.
(3) *Anatomie.* Tome II, 3ᵉ édit., p. 596.
(4) *Anat. topogr.* Dern. édit., p. 358.
(5) *Nouveaux éléments d'anatomie,* 3ᵉ édit., p. 735 et p. 405.

carotide interne pourrait être assez grande pour mettre le vaisseau en rapport immédiat avec la face interne de l'amygdale. *Nous avons toujours vu l'artère rester à distance de la tonsille*, de telle sorte que son voisinage ne pouvait être gênant pour l'ablation de cette glande ».

Morel et M. le professeur Duval (1) expriment la même opinion. « La face externe de l'amygdale est *assez éloignée* de la carotide interne. » Enfin, suivant M. le professeur Debierre (2), cette face « répond au muscle amygdalo-glosse et à l'aponévrose pharygienne, *qui la sépare de la carotide* interne, dont elle reste éloignée de 10 à 12 millimètres ».

D'après ces citations, que nous avons tenu à reproduire textuellement, on voit qu'on s'occupe principalement en France des rapports avec la carotide interne. La carotide externe et ses branches ne paraissent pas avoir attiré l'attention des anatomistes.

L'importante question de l'amygdalotomie et des hémorrhagies qui peuvent la compliquer, soulevée et discutée par la Société de chirurgie en 1847, fut reprise en Allemagne et en Autriche. Tandis que Hyrtl (3) écrit encore que l'amygdale confine en dehors et un peu en arrière à la carotide interne, Linhart (4) dès 1849, s'élève contre une semblable opinion et considère le voisinage de cette artère comme peu dangereux dans l'ablation des amygdales. Les tonsilles, suivant ce chirurgien, ne sont pas seulement séparées de la carotide interne par la paroi pharyngienne ; entre

(1) *Manuel de l'anatomiste*, p. 997.
(2) *Traité d'anatomie de l'homme*, II, p. 456.
(3) *Topogr. anat.*, t. I, p. 459.
(4) *Zeitsch. der Königl. Kaiserl. Gesellschaft zu Wien*, 1849, p. 177, Ueber active Lage der Mandeln zu den Carotiden.

cette paroi, le ptérygoïdien interne et les vertèbres cervicales supérieures se trouve l'espace maxillo-pharyngien. L'amygdale répond à la partie antérieure, la carotide interne à la partie postérieure de cet espace.

L'opinion de Luschka (1) mérite d'être citée en entier. « La carotide interne, la jugulaire interne, les nerfs pneumogastrique et glosso-pharyngien étant situés sur la paroi postérieure de la fosse rétro-maxillaire, et répondant à une ligne transversale passant derrière le pilier postérieur du voile palatin, il n'est pas possible d'attirer et de léser la carotide interne, quand on saisit et qu'on attire en avant les amygdales pour les extirper. Il est également tout à fait erroné de croire qu'on peut la blesser dans l'incision d'une amygdalite. » Dans sa remarquable monographie sur le pharynx, le même anatomiste écrit (2) : « Les deux carotides sont placées en arrière de l'amygdale de telle façon *que l'interne est à un centimètre et demi en arrière et en dedans, l'externe à deux centimètres en arrière et en dehors du contour latéral de la tonsille* ».

Otto Zuckerkandl (3) a consacré un important mémoire aux rapports vasculaires de l'amygdale et aux hémorrhagies consécutives à la tonsillotomie. Il établit que l'espace maxillo-pharyngien doit être divisé en deux espaces secondaires : l'espace antérieur est limité en dehors par le ptérygoïdien interne, en dedans par la paroi pharyngienne et la face externe de l'amygdale, en arrière par les muscles stylo-glosse et stylo-pharyngien. L'espace postérieur, placé entre

(1) *Anat. des Halses*, p. 198.
(2) *Der Schlundkopf des Menschen*. Tübingen, 1868, p. 67.
(3) Zur Frage der Blutung nach Tonsillotomie. *Wien. mediz. Jahrbücher*, 1887, p. 309.

ces deux muscles d'une part, la colonne cervicale d'autre part, loge les gros vaisseaux et nerfs de la région. Zuckerkandl cherche ensuite à démontrer que les hémorrhagies sérieuses, qui compliquent les opérations sur les amygdales, ne sauraient résulter d'une lésion des artères carotides externe et interne, mais d'une blessure de l'artère tonsillaire, branche de la palatine ascendante. Cette artère tonsillaire serait tantôt libre et décrirait à la face externe de l'organe des sinuosités avant de pénétrer au sein du parenchyme glandulaire, tantôt fixée, comprise dans un dédoublement de la capsule fibreuse de l'amygdale et intimement adhérente à cette capsule. Lorsque cette dernière disposition se rencontre, elle serait dangereuse, car l'artère sectionnée ne peut ni revenir sur elle-même, ni se rétracter dans sa gaine.

Merkel (1) établit, lui aussi, que le tronc de la carotide interne est à un centimètre et demi en arrière du bord postéro-externe de l'amygdale. Puis il écrit : « Les faits cliniques démontrent que dans la tonsillotomie, on peut observer deux ordres d'hémorrhagie : les unes considérables, se faisant en jet, les secondes parenchymateuses. Dans le second cas, on peut incriminer l'artère tonsillaire, et parfois aussi des veines placées au milieu d'un tissu lardacé; mais dans le premier cas, il faut nécessairement qu'une grosse artère soit intéressée. Il s'agit sans doute dans la majorité des cas de *l'artère maxillaire externe* ». (Voyez plus bas.)

Il ne faudrait cependant pas croire que les opinions soutenues par Luschka, Zuckerkandl, Merkel aient été acceptées d'un commun accord de l'autre côté du Rhin, car dans

(1) *Handbuch der top. Anat.*, I, p. 409, 1890.

le dernier ouvrage d'anatomie topographique (1) paru en Allemagne, on lit : « La carotide interne n'est séparée de l'amygdale que par l'épaisseur de la paroi pharyngienne, ainsi qu'on peut s'en convaincre, en ouvrant la paroi postérieure du pharynx par une incision longitudinale médiane et en découvrant le paquet vasculo-nerveux. *La carotide est séparée du bord externe de l'amygdale par une distance de 6 à 7 millimètres* ».

L'exposé que nous venons de présenter montre le désaccord qui règne actuellement encore au sujet des rapports des vaisseaux carotidiens avec l'amygdale. Pour nous faire une idée personnelle sur ce point, nous avons à notre tour examiné un certain nombre de cadavres de tout âge. Nos investigations ont porté sur six enfants de 1 à 4 ans environ et sur dix adultes dont l'âge variait de 20 à 60 ans (2).

Moyens d'étude. Espace maxillo-pharyngien. — A l'exemple de Luschka, de Zuckerkandl, de Merkel, nous avons procédé dans cette étude de deux façons différentes. Tantôt nous avons disséqué minutieusement la fosse amygdalienne et les plans sous-jacents ; tantôt nous avons exécuté des coupes transversales. Il va sans dire que les vaisseaux étaient injectés.

A. *Dissection de la région amygdalienne.* — On pratique une section médiane antéro-postérieure de la tête et du cou, qui ont préalablement été séparés du tronc. On fixe

---

(1) GERLACH. *Handb. der speciellen Anat. des Menschen in topographischer Behandlung.* Leipzig, 1891, p. 270.

(2) Nous raisonnons seulement d'après les résultats obtenus sur ces 16 têtes, et non sur 32 demi-têtes, car nous avons toujours (est-ce l'effet du hasard) trouvé sur le même sujet une disposition sensiblement symétrique des deux côtés.

avec soin la paroi pharyngienne postérieure, qui se trouve ainsi divisée en deux moitiés ; on applique et on maintient rigoureusement les arcades dentaires l'une contre l'autre. Puis on fait reposer la moitié de tête ainsi obtenue sur sa face cutanée, on retranche le moignon de langue, pour ne pas être gêné dans la préparation. On a alors sous les yeux l'excavation amygdalienne, triangulaire, limitée en avant par les piliers glosso-staphylins, en arrière par les piliers pharyngostaphylins. Il faut maintenant disséquer la région plan par plan et, à cet effet, il convient de procéder lentement, de ne pas se faciliter la préparation par des artifices habituels, tels que ceux qui consistent à tirer et à fixer les parties avec des érignes. Pratique déplorable, trop usitée dans nos amphithéâtres, et qui a pour conséquence de déranger tous les rapports. Dans le cas particulier, on évitera d'agrandir l'étendue de la fosse tonsillaire, en écartant l'un de l'autre le pilier antérieur et le pilier postérieur du voile du palais.

Commencer par extraire l'amygdale de sa loge et par enlever la muqueuse qui tapisse toute l'excavation tonsillaire. Cette muqueuse ne tient assez solidement que dans la dépression sus-amygdalienne et à la partie inférieure de la fosse ; en arrière, et surtout en avant, elle se laisse aisément détacher, car elle est séparée des muscles des piliers par une couche de tissu cellulo-glandulaire très lâche. Quant à la face externe de l'amygdale, uniformément convexe, recouverte de sa capsule fibreuse, elle est assez difficile à séparer de deux petits muscles, qui prennent des attaches sur cette dernière et qui constituent les muscles amygdalo-glosse et stylo-amygdalien. Je me contente de rappeler que ces deux petits

corps charnus qui adhèrent intimement à la capsule amygdalienne ne sont que des faisceaux artificiellement isolés. Le
premier, signalé par Broca, n'est qu'une partie du muscle
pharyngo-glosse; le second, indiqué par Luschka, dépend
du muscle stylo-pharyngien. Ce dernier anatomiste pense
que ces deux faisceaux influent sur la situation que l'amygdale occupe par rapport à l'isthme du gosier. Il appelle
l'amygdalo-glosse le muscle adducteur, le stylo-tonsillaire
le muscle abducteur de la tonsille.

Après ablation de l'amygdale doublée des fibres éparpil-
lées appartenant à ces deux corps charnus, on rencontre
une mince lamelle cellulo-fibreuse, qui représente l'aponévrose pharyngienne. En dehors d'elle, on découvre les
fibres, presque transversales à ce niveau, du constricteur
supérieur, représentées plus spécialement par celles qu'on
décrit sous les noms de muscles bucco et mylo-pharyn-
giens. Sur la face externe de ce muscle, se trouve
appliquée une mince lamelle celluleuse, plus ou moins déve-
loppée suivant les sujets. Cette lamelle représente l'aponévrose buccinato-pharyngienne ; on la voit partir en avant,
presque vis-à- vis le pilier antérieur du voile du palais, du
ligament ptérygo-maxillaire. Le constricteur supérieur,
doublé sur ses deux faces des toiles celluleuses que je viens
de mentionner, constitue à ce niveau au pharynx une paroi
dont l'épaisseur maxima est de 5 millimètres. Très souvent
elle ne dépasse pas 2 à 3 millimètres.

Enlevons avec précaution la paroi pharyngienne dans
toute l'étendue de la loge amygdalienne. Nous voyons alors
cette loge traversée dans sa moitié postéro-inférieure par
deux muscles, le stylo-glosse et le stylopharyngien. Le pre-

mier se porte obliquement en bas, en avant et en dedans ; le second, presque vertical, se rapproche cependant d'autant plus de la paroi pharyngienne qu'on descend plus bas. Ce sont des fibres de celui-ci qui, traversant le constricteur supérieur, vont se jeter sur la capsule amygdalienne en formant le muscle stylo-tonsillaire. Sur la partie inférieure de la préparation, apparaît aussi, se dirigeant obliquement d'arrière en avant et de haut en bas, la portion linguale du nerf glosso-pharyngien, qui passe obliquement sur la face interne du muscle stylopharyngien.

Ici se place un point sur lequel il importe d'insister. Lorsqu'on a mis en évidence les deux faisceaux charnus précédents, on voit que le bord postérieur du stylo-glosse intercepte avec le bord antérieur du stylo-pharyngien un petit espace triangulaire à sommet postéro-supérieur. Ce triangle a une étendue variable. Tantôt il est très petit, réduit à une simple fente ; tantôt, au contraire, la base mesure 5 millimètres de large et elle est séparée du sommet par une distance de deux centimètres. Notons avec soin la présence de ce triangle, qui est rempli par un peu de graisse. C'est par lui que l'espace maxillo-pharyngien antérieur communique avec l'espace maxillo-pharyngien postérieur ; c'est par lui aussi que passent les vaisseaux qui se rendent à l'amygdale ou contractent des rapports avec elle.

Poursuivons notre dissection vers les parties superficielles, c'est-à-dire en continuant à nous diriger en dehors. A cet effet, sectionnons transversalement le muscle styloglosse. Nous sentons alors à la partie supérieure de la préparation et en arrière l'apophyse styloïde du temporal et le ligament stylo-hyoïdien ; nous voyons également en arrière le muscle stylo-hyoïdien et quelquefois le ventre postérieur du digastrique. Mais ces organes n'occupent que la partie la plus reculée du champ de la préparation; presque toute l'étendue de celui-ci est remplie par de la graisse et le muscle ptérygoïdien interne, dont les fibres se portent en bas, en arrière et en dehors. On voit aussi à ce niveau, entre le masséter interne et le stylo-hyoïdien, quelques lobules glandulaires dépendant de la parotide. Remarquons enfin qu'il existe une petite fente celluleuse entre les mus-cles stylo-glosse et stylo-hyoïdien. Nous arrivons ainsi sur l'artère carotide externe dont je préciserai plus loin la situation.

B. *Coupe transversale.* — Des coupes transversales permettent de nous rendre un compte exact de la disposi-tion et de l'épaisseur des plans que nous venons de dissé-quer. Pour réussir une semblable coupe, c'est-à-dire pour qu'elle intéresse l'amygdale, il faut, avec une scie fine, pra-tiquer une section horizontale et antéro-postérieure de la tête, passant par la commissure labiale ou à deux centi-mètres environ au-dessus de l'angle de la mâchoire (les arcades dentaires étant appliquées l'une contre l'autre). Sur cette coupe, nous apercevons successivement, en procédant de dedans en dehors :

1° L'amygdale, dont l'axe se dirige obliquement en arrière et en dedans;

2° La capsule amygdalienne, avec les fibres musculaires qui la doublent;

3° Un espace linéaire, dans lequel rampent des arté-rioles;

4° Le constricteur supérieur, avec ses deux lames cellulofibreuses et, immédiatement en dehors de lui, un plexus veineux assez développé (plexus tonsillaire) ;

5° Une trainée de tissu graisseux, épaisse de 1 à 2 millim., contenant dans sa partie postérieure le muscle stylo-pharyngien et le nerf glosso-pharyngien.

6° Puis vient un espace triangulaire, limité en avant et en dehors par le ptérygoïdien interne, en arrière par les muscles stylo-glosse, stylo-hyoïdien et ventre postérieur du digastrique. Cet espace est très restreint, la distance qui sépare la face latérale externe de l'amygdale de la face interne de l'os maxillaire inférieur n'excède pas 16 millim. chez l'enfant, 25 chez l'adulte.

Cette coupe est très instructive pour comprendre la configuration de l'espace maxillo-pharyngien. Ainsi que l'ont déjà indiqué Linhart et Zuckerkandl, il faut distinguer dans cet espace deux parties distinctes, antérieure et postérieure. Ces deux parties sont séparées par une cloison musculaire, oblique en dedans et en avant, et formée successivement de dehors en dedans et d'arrière en avant par les muscles stylo-hyoïdien, stylo-pharyngien et stylo-glosse. Cette cloison est souvent renforcée par des noyaux fibro-cartilagineux contenus dans le ligament stylo-hyoïdien.

La partie antérieure de l'espace pharyngo-maxillaire figure, sur la coupe, un triangle, dont les bords sont antéro-externe, antéro-interne et postérieur. Le bord antérieur et externe est représenté par la face profonde du muscle ptérygoïdien interne ; le bord antéro-interne par le constricteur supérieur, l'aponévrose buccinato-pharyngienne et le ligament ptérygo maxillaire. Le bord postérieur est formé par la cloison indiquée plus haut. Ce triangle est comblé par les lobules graisseux, qui se continuent en avant avec ceux de la région buccinatrice. Nous ajouterons qu'à son extrémité postéro-interne il contient le rameau lingual du glosso pharyngien.

La partie antérieure de l'espace maxillo-pharyngien serait assez exactement nommée *portion amygdalienne;* car c'est immédiatement en dedans de cet espace que se trouve la tonsille.

La portion postérieure, que je propose d'appeler *carotidienne* ou *vasculo-nerveuse,* présente, sur une coupe transversale, une forme assez exactement rectangulaire, à grand axe dirigé obliquement en avant et en dedans. Elle est limitée en arrière par la colonne cervicale, que recouvrent les muscles grands droits antérieurs et longs du cou, en avant par la cloison styloïdienne, ostéo-fibro-musculaire, en dedans par le constricteur supérieur et l'aponévrose du pharynx. Sa partie externe confine au sterno-cléido-mastoïdien et à la glande parotide. Les organes qui remplissent cette loge sont très nombreux. Ce sont des artères, des veines et des nerfs, plongés au sein d'un tissu adipeux mou, grossièrement lobulé. Ce n'est pas ici le lieu d'établir la situation réciproque de ces organes ; je me contente de signaler la veine faciale postérieure et la veine jugulaire interne, les nerfs grand sympathique, spinal, grand hypoglosse, enfin le tronc et le rameau pharyngien du pneumogastrique. Quant aux artères, dont je m'occuperai plus loin, ce sont la carotide interne, la carotide externe et la pharyngienne inférieure.

Il me reste à indiquer comment la portion tonsillaire communique avec la portion carotidienne de l'espace maxillo-

pharyngien. Cette communication s'établit par trois interstices musculaires. L'interstice le plus interne se trouve placé
entre le styloglosse d'une part, le stylo-pharyngien et le constricteur supérieur d'autre part. Souvent rétréci ou fermé
par deux ganglions lymphatiques, je l'appellerai *interstice
stylo-pharyngien*. Le second, entre le stylo-glosse et le
stylo-hyoïdien, est l'*interstice interstylien*. Le troisième
enfin, tout à fait excentrique, placé entre le stylo-hyoïdien
et le ptérygoïdien interne (*interstice stylo-ptérygoïdien*), ne
fait communiquer les deux parties antérieure et postérieure
de l'espace maxillo-pharyngien que par une voie tout à fait
détournée, c'est-à-dire par l'intermédiaire de la partie la
plus profonde de la loge parotidienne. Il importait cependant de le signaler. Je montrerai, en effet, dans un instant,
que, lorsque de gros vaisseaux viennent se mettre en rapport avec l'amygdale, ils le font en traversant, en dilatant
l'un des interstices précédents. On voudra bien me pardon-
ner ces longues considérations, mais elles m'ont paru indis-
pensables pour permettre de comprendre les rapports affectés
par la tonsille palatine avec les vaisseaux carotidiens.

Vaisseaux en rapport avec l'amygdale. — Sur 4 enfants et 7 adultes que j'ai examinés, je n'ai trouvé aucun
gros vaisseau en rapport avec l'amygdale. Après avoir
enlevé cet organe, j'ai vu le constricteur supérieur traversé
par des branches, qui, injectées, n'avaient pas un diamètre
supérieur à 1 millimètre et demi. Le plus souvent, ces branches artérielles étaient au nombre de 3 : l'une montait sur
l'amygdale de bas en haut et d'arrière en avant ; la seconde
se dirigeait directement d'arrière en avant, en décrivant de

nombreuses flexuosités ; la troisième se portait, par un trajet arciforme, obliquement en bas et en arrière. Il est bien vrai que ces artérioles serpentent sur la face externe de la capsule amygdalienne, ainsi que l'a indiqué Zuckerkandl, mais jamais je n'ai pu trouver la disposition spéciale sur laquelle cet anatomiste attire l'attention. Jamais je n'ai vu ces artérioles être contenues dans un dédoublement de l'enveloppe fibreuse ; toujours renfermées dans une mince gaine cellulcuse, elles perforaient directement l'enveloppe pour plonger au sein du parenchyme glandulaire.

J'ai cherché, en écartant avec précaution les fibres du constricteur supérieur, à voir d'où provenaient ces rameaux. Sur les sujets que j'ai examinés, ils émanaient presque toujours d'un tronc commun, atteignant, quand l'injection avait été très pénétrante, un diamètre de deux millimètres. Ce tronc n'est autre que l'*artère tonsillaire* des auteurs. Cette artère présentait une origine très variable. Une fois, elle partait de la pharyngienne inférieure ; dix fois, elle se détachait de la palatine ascendante ; 2 fois elle s'insérait sur l'artère faciale ; 3 fois elle prenait naissance sur le tronc même de la carotide externe, à un travers de doigt environ au-dessus de l'angle de la mâchoire. Dans ces deux derniers cas, elle remplace souvent la palatine ascendante. Voici ce que signifie cette dernière phrase. Tandis qu'à l'état normal la palatine inférieure fournit des rameaux principaux au voile du palais et des rameaux accessoires à l'amygdale, dans les cas auxquels je fais allusion, les artérioles principales sont destinées à la tonsille, les artérioles accessoires au voile et à la trompe d'Eustache ; la palatine ascendante devient alors une branche collatérale de l'artère tonsillaire.

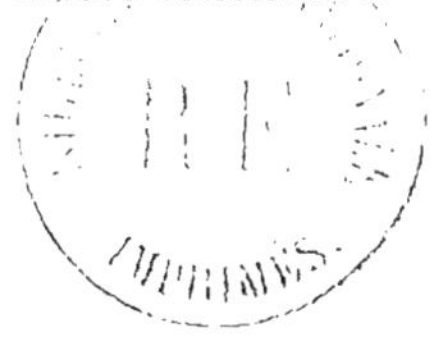

Quoi qu'il en soit, l'artère tonsillaire, quelquefois double, se porte d'arrière en avant et de dehors en dedans et passe dans l'interstice qui sépare le stylo-pharyngien du stylo-glosse pour apparaître dans l'espace maxillo-pharyngien antérieur. A ce niveau, elle est séparée du pôle postérieur de l'amygdale par une distance de 5 à 6 millimètres. Lorsque les rameaux palatins de l'artère palatine ascendante sont bien développés, ils se placent au-dessus de l'artère tonsillaire et serpentent entre le stylo-glosse et le muscle céphalo-pharyngien. Bien que, suivant Merkel, il existe de très nombreuses variations dans la vascularisation de l'amygdale et qu'on ne trouve pas deux préparations sur lesquelles l'origine, le trajet et les terminaisons artérielles sont exactement superposables, on peut cependant dire que la face externe de l'amygdale, doublée du constricteur supérieur, est en rapport à l'état normal, avec une (rameau tonsillaire) ou deux artères (rameaux tonsillaire et palatin ascendant) et que ces vaisseaux, d'un calibre moyen de deux millimètres (quand ils sont fortement injectés), sont séparés de la capsule amygdalienne par une distance de 6 millimètres, au moment où ils apparaissent dans l'espace maxillo-pharyngien.

Sur toutes les pièces que nous avons disséquées, nous avons trouvé l'une de ces deux dispositions. Mais sur cinq d'entre elles, nous avons été frappé en outre par certaines particularités, sur lesquelles nous désirons appeler l'attention. Ces particularités concernent, dans trois cas l'artère faciale, dans deux cas le tronc même de la carotide externe.

Après avoir mis en évidence le stylo-pharyngien et le stylo-glosse, puis le ptérygoïdien interne, nous avons vu un tronc vasculaire volumineux apparaître, trois fois dans l'interstice qui sépare le stylo-pharyngien du stylo-glosse et deux fois dans celui qui sépare le stylo-glosse du ptérygoïdien interne. Ces troncs ne faisaient pour ainsi dire que montrer le bout du nez dans la région et disparaissaient aussitôt (1).

a) *Tronc apparaissant entre le stylo-glosse et le stylo-pharyngien.* — Ce tronc était constitué dans deux cas par l'artère carotide externe, une fois par l'artère faciale (2).

A l'état normal, la carotide externe monte en arrière et en dedans de la branche montante du maxillaire sur une étendue de 15 millim. avant de pénétrer, ainsi que l'a fort bien dit M. le professeur Tillaux, dans l'intérieur de la loge parotidienne. Elle décrit généralement à ce niveau une courbe à très grand rayon, dont la convexité est dirigée en arrière et en dedans. C'est cette courbure qui, sur deux têtes d'adultes que nous avons examinées et dont les artères étaient fortement athéromateuses, était considérablement exagérée, à tel point que le sommet de la courbure faisait hernie entre le stylo-glosse et le stylo-pharyngien. Dans les deux cas, les rameaux tonsillaire et palatin ascendant s'inséraient par un troncule commun sur le sommet de cette anse vasculaire. Dans ces conditions, l'artère carotide externe, qui, à l'état normal, est éloignée de l'amygdale par une distance de 2 cent., s'en rapproche singulièrement et n'en est écartée que par un intervalle de 8 à 10 millim. Nous avons lu dans

(1) Je répète encore une fois ici que les anomalies que j'ai rencontrées étaient toujours bilatérales.

(2) Sur une pièce qu'un élève m'a montrée pendant le semestre d'hiver, on voyait entre le stylo-glosse et le stylo-pharyngien une anse artérielle se placer près de l'amygdale. Cette anse était constituée par l'artère pharyngienne inférieure. Je ne tiens pas compte de cette dissection, que je n'ai pas exécutée personnellement.

Hyrtl qu'un auteur, du nom de Führer, avait signalé cette anomalie. Malgré tous nos efforts, nous n'avons pu nous procurer le manuel d'anatomie chirurgicale de Führer. La courbure de la carotide externe est peut-être imputable à l'âge et à l'état défectueux du système artériel; car nous ne l'avons jamais trouvée chez l'enfant.

Dans le troisième cas, qui concerne un garçon de 5 ans environ, le tronc vasculaire, qui pointait entre le stylo-glosse et le stylo-pharyngien, n'était plus l'artère carotide externe, mais l'artère faciale. Nous avons rencontré exactement dans ce cas la disposition signalée et figurée (fig. 219) (1) par Merkel dans son ouvrage. La faciale naissait à la hauteur du contour inférieur de l'amygdale, se portait entre le muscle stylo-hyoïdien et digastrique d'une part, le stylo-glosse d'autre part, et décrivait une forte courbure en S. Merkel semble admettre que tel est toujours le trajet de l'artère maxillaire externe, lorsqu'elle se rapproche de l'amygdale. Nous ne partageons point cet avis.

b) *Tronc apparaissant entre le stylo-hyoïdien et le stylo-glosse.* — En effet, sur deux sujets que nous avons disséqués, voici ce que nous avons vu : L'artère faciale naissait à 15 millim. au-dessus de l'angle de la mâchoire, se portait d'abord directement en haut le long de la carotide externe sur une étendue de 1 centimètre, puis se recourbait brusquement pour devenir descendante et atteindre la glande sous-maxillaire. Dans son trajet descendant, elle passait d'abord entre le stylo-glosse et le stylo-hyoïdien, apparaissait dans le triangle maxillo-pharyngien, en restant à

(1) Merkel écrit que dans le cas qu'il figure « l'amygdale était littéralement refoulée vers la cavité pharyngienne par le vaisseau injecté à la cire ».

12 millimètres du contour externe de l'amygdale, puis continuait à cheminer entre le ptérygoïdien interne d'une part, le digastrique et le stylo-hyoïdien d'autre part. Nous nous étonnons de n'avoir point trouvé signalée dans nos livres classiques cette anomalie d'origine de la faciale au-dessus de l'angle du maxillaire ; elle doit cependant être assez fréquente, puisque nous l'avons rencontrée 3 fois sur 16 sujets (1).

On voit que jusqu'à présent il n'a point été question de la carotide interne. A l'exemple de Linhart, de Zuckerkandl et malgré l'opinion de maîtres éminents, nous sommes obligé de lui refuser tout rapport intime avec l'amygdale, d'après les pièces que nous avons examinées. Toujours cette artère est placée derrière la tonsille et derrière le pilier postérieur du voile du palais, à 17 millimètres en moyenne environ en arrière et très légèrement en dehors du bord postérieur de l'amygdale. Même lorsqu'elle décrit la courbure qui est signalée par tous les auteurs, elle n'arrive pas à se mettre en connexion avec la face latérale externe de la tonsille palatine. Lorsqu'on exécute la manœuvre indiquée par Zuckerkandl et qu'on attire l'amygdale en avant avec la pince de Museux, la distance augmente parfois du simple au double ; la carotide reste absolument fixe, plongée dans sa gaine ; d'ailleurs, même si dans cette manœuvre elle s'écartait de la colonne vertébrale, elle resterait séparée de la tonsille par le diaphragme musculaire qui cloisonne l'espace maxillo-pharyngien. J'adopte entièrement à cet égard les conclusions de Merkel et de Zuckerkandl.

(1) Dans un de cas cas, la linguale naissait également au-dessus de l'angle maxillaire, par un tronc commun avec la faciale.

On ne conçoit donc guère la blessure possible de cette artère (à moins d'anomalie tout à fait rare). Je pense bien plutôt à une lésion de la faciale ou de la carotide externe (ou de la pharyngienne inférieure), lorsqu'elles présentent les dispositions que j'ai signalées plus haut. J'y croirais d'autant plus volontiers que les parties molles de l'espace maxillo-pharyngien antérieur sont peu épaisses, éminemment dépressibles, et qu'on tend naturellement à les refouler contre la branche montante de la mâchoire, lorsqu'on charge la tonsille dans l'instrument de Fahnestock-Velpeau.

Je n'insiste pas, car ce sont là de simples déductions pathologiques ; et ainsi que je l'ai dit, je ne me suis proposé d'étudier que le côté anatomique de la question des rapports de l'amygdale avec les vaisseaux carotidiens.

Je n'ai pas la folle prétention de croire que je l'ai définitivement vidée et je me garderai bien, d'après les résultats que j'ai constatés sur 16 sujets, de dire que, sur 500 cadavres par exemple, on rencontrerait tant de fois telle ou telle disposition des artères carotides vis-à-vis de l'amygdale palatine. C'est là une manière de faire tout au moins vicieuse, en anatomie surtout.

Si néanmoins nous voulions poser quelques conclusions, voici celles qu'il conviendrait de formuler, d'après les pièces anatomiques que nous avons étudiées :

1° Les seuls vaisseaux qui, à l'état normal, sont en rapport immédiat avec l'amygdale et n'en sont séparés que par l'épaisseur de la paroi pharyngienne (3-5 millimètres), sont l'artère palatine ascendante et l'artère tonsillaire.

2° Dans des cas anormaux assez fréquents (5/16), la faciale, la carotide externe (et peut-être la pharyngienne inférieure) peuvent n'être éloignées de la face externe de l'amygdale que par un intervalle d'un centimètre environ.

3° La carotide interne n'a pas de rapports immédiats avec la tonsille ; elle en reste écartée par une distance de 17 millimètres environ et se trouve située en arrière et non en dehors de cet organe. Cette distance augmente encore, lorsqu'on attire l'amygdale en avant.

M. le professeur Farabeuf dans son cours à la Faculté (année 1891-92) a déjà fait ressortir cette dernière disposition.

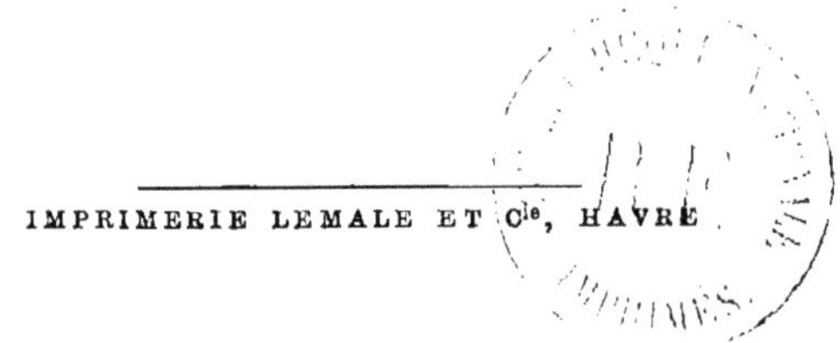

IMPRIMERIE LEMALE ET Cie, HAVRE